AF611853

CHOLÉRA DE 1865

SA MARCHE,
SON MODE DE TRANSMISSION

MOYENS DE LE FAIRE DISPARAITRE OU D'EN ARRÊTER LA PROPAGATION

PAR

L.-J.-M. SOLARI

Docteur en médecine de la Faculté de Paris,
ancien interne des hôpitaux de Marseille, etc.

Prix : 75 Centimes.

PARIS,
ADRIEN DELAHAYE, LIBRAIRE-ÉDITEUR,
PLACE DE L'ÉCOLE-DE-MÉDECINE, 23.

1865.

INTRODUCTION.

Indiquer la marche de l'épidémie de 1865, de son point de départ jusqu'à Marseille ; suivre ce fléau le long du littoral de la Méditerranée et des mers qui en dépendent ; l'étudier dans sa propagation de pays à pays, d'individu à individu ; rechercher si sa marche est purement capricieuse, comme on l'a dit trop souvent, ou bien si elle est soumise à des lois de contagion ou plutôt d'infection, tel est le but multiple que je me suis proposé.

Néanmoins, ce sujet, quelque sérieux qu'il soit, paraîtrait à mes lecteurs trop peu attrayant peut-être, si je ne terminais ce travail en expliquant, en commentant ces pérégrinations du choléra, en m'appuyant sur des faits positifs et des données exactes.

Je n'ai point la prétention d'imposer à qui que ce soit ma manière de voir à propos des théories qui se sont produites et qui germent encore de nos jours ; je ne jetterai pas non plus la pierre à ces défenseurs de la science qui exposent leurs jours pour faire fructifier une méthode. Ils tombent quelquefois victimes de leur dévouement, de leur erreur peut-être, lorsqu'ils n'ont pu arriver à se convaincre, au lit des malades, de l'impuissance des médications nouvelles, alors que leur théorie semblait faire prévoir un résultat heureux. Quelle que soit l'issue de leurs expériences, il n'est jamais de bon goût d'invectiver ces champions de la science, comme nous l'avons vu dernièrement, à propos d'une méthode restée infructueuse à Marseille. Ne pourrait-on pas surtout renverser plus adroitement, plus spirituellement, plus scientifiquement des opinions, erronées, il est vrai, mais du moins étayées sur un sentiment de courage, de ferveur et d'amour pour l'art de guérir.

1865 a fait bien des conversions, et si les idées larges envahissent les intelligences, combien est-il de gens d'esprit qui, après des hésitations louables et légitimes, se sont déjà retournés vers ces théories dites anciennes, redevenues neuves, qui semblaient devoir crouler sous les coups du caducée du commerce ?

En assistant à ce revirement spontané, amené par quatre mois d'observation, revirement qui a étonné ceux-là même qui semblaient regretter à jamais certains aveuglements irrémédiables, ne doit-on pas se réjouir de voir descendre de bien haut des idées plus saines capables de rassurer les peuples et d'arrêter ce mal épouvantable à sa source infecte?

Le choléra est venu presque directement des pays cholérisés ; aussi le fléau a-t-il frappé des coups plus violents, plus foudroyants que pendant les autres épidémies. 1865 a dépassé 1831, 1835, 1837, 1849, 1854-1855. La règle était les cas violents, qui ne donnent aux médecins que le temps de reconnaître le choléra pour enregistrer la terminaison promptement fatale.

Je pense aussi que mes lecteurs ne trouveront pas hors de propos un coup d'œil rapide et rétrospectif jeté sur les péripéties de cette épidémie qui, partant en 1817 des marais du Gange, vint assiéger et envahir toutes les capitales de l'Europe de 1829 à 1835.

Je n'ai pas l'intention de raconter des épisodes lamentables, de peindre des tableaux navrants... Je veux constater seulement des faits, prouver la contagion par *infection*, de pays à pays, d'individu à individu, décrire sa marche en 1865, et après cela demander au public qui me fera l'honneur de me lire, s'il est où non *infectioniste*.

C'est dire tout de suite que je suis contagioniste par infection, en d'autres termes, que je crois fermement à la possibilité ou plutôt à la certitude de la propagation du choléra par les personnes, par les effets ayant appartenu à des malades ou à des morts du choléra, par les miasmes s'exhalant des déjections alvines ou vomies; en un mot, par tout ce qui provient des cholériques.

C'est dire aussi que je suis convaincu que des mesures prises pour empêcher la marche de l'épidémie, en s'opposant à ce que des masses de personnes infectées traversent des pays intacts, seront de sages précautions, capables d'arrêter le choléra asiatique, en le confinant dans son pays natal.

C'est dire encore que les quarantaines bien comprises, établies convenablement et imposées, lorsque les circonstances l'exigeront impérieusement, sont des moyens prophylactiques incontestables.

On l'a déjà dit et je le répète à dessein pour ceux que les quarantaines inquiètent au point de vue du commerce, des transactions : Le choléra envahissant nos ports de mer, nos villes manufacturières, faisant fuir les habitants épouvantés, les négociants aisés, décimant les populations ouvrières et sans ressources, ne vous semble-t-il pas plus préjudiciable au commerce que des retards momentanés apportés aux débarquements des passagers et des effets provenant des pays cholérisés, pestiférés? Lorsque nos navires, partant de nos ports cholérisés abordent dans des pays étrangers, où on refuse de les recevoir; lorsque l'Espagne envoi à ses compagnies maritimes l'ordre de ne plus recevoir de voyageurs pour ce pays; lorsque des quarantaines très longues sont imposées dans les endroits même d'où l'on a amené l'épidémie ; lorsque d'autres peuples forcent nos navires à se purifier longuement avant de pouvoir entrer chez eux, ne sont-ce pas là de préjudiciables embarras jetés dans la liberté du commerce; ne sont-ce pas des représailles bien faites pour indiquer la marche que nous devons suivre pour éviter le fléau?

Comme couronnement de mon travail, je dirai un mot sur le mode le plus convenable d'établir les quarantaines, sur l'installation la plus salutaire des lazarets. Heureux si j'ai pu planter un jalon sur ce rude chemin que sont appelés, en haut lieu, à parcourir des esprits autorisés.

Il est un autre moyen puissant d'anéantir ce fléau ; je l'indiquerai aussi. C'est un projet gigantesque qui vaut bien la peine d'être étudié par la Commission internationale qui ne tardera pas à se réunir à Constantinople.

Depuis la première invasion du choléra, les épidémies de cette maladie ont toujours eu pour point de départ les bords du Gange et surtout le delta de ce fleuve. Il est incontestable et incontesté depuis longtemps, que là se trouve le berceau du choléra, et qu'il y règne endémiquement.

On s'est demandé souvent et on a surtout demandé à la science quelle était la cause du choléra ; hélas ! elle est forcée d'avouer son ignorance là-dessus. Elle en soupçonne l'essence, mais elle l'ignore encore, comme elle ignore celle de la fièvre jaune, de la peste, etc.

Mon intention n'est pas de formuler des enseignements didactiques; j'indique seulement des faits. Libre au lecteur de ne pas croire à la lumière, même en plein soleil. S'il n'est pas de pires sourds que ceux qui refusent d'entendre, on peut dire aussi que les aveugles les plus frappés de cécité sont ceux qui ferment obstinément les yeux devant toute clarté.

Pour l'édification de ceux qui croient encore à la non contagion, à la non infection de proche en proche, de pays à pays, d'individu à individu, je me vois forcé de jeter un coup-d'œil rétrospectif et rapide sur les précédentes invasions, et notamment sur celle de 1835, en d'autres termes sur celle qui, partant en 1817 de Jessore, arriva à Marseille en 1835.

Un mot d'abord pour distinguer le choléra asiatique du choléra européen, sporadique, trousse-galand, comme on l'appelle aussi. S'ils ont quelques points de ressemblance, ils offrent aussi des symptômes divergeants et surtout une terminaison bien différente.

M. Crisolle, professeur à Paris, dit : « La guérison est la terminaison presque constante du choléra européen. » (1) Le choléra asiatique finit-il ainsi ? Je le demande à ceux qui font des statistiques. Le choléra européen s'observe en tout temps, jamais à l'état épidémique grave. Quelle que soit la gravité des symptômes, il est rare que les malades atteints ne guérissent pas.

Qu'on ne vienne plus nous dire, dans des journaux politiques, que nous nous sommes créés à Marseille le choléra, que le choléra de Marseille n'est que le choléra européen, rendu malin par les mauvaises conditions d'hygiène et de salubrité dans lesquelles cette ville se trouve. C'est de la plaisanterie de mauvais goût, à propos d'un fléau trop sérieux. Ces maladroits écrivains reçoivent en ce moment une rude leçon, que nous désirons de tout cœur voir finir au plus vite. Ainsi, pas de confusion. Ce n'est ni la peur, ni l'insalubrité, ni la mauvaise nourriture qui engendrent le fléau ; ces fâcheuses conditions peuvent le propager dans un pays où il est importé, mais voilà tout.

En 1817, le choléra, endémique comme toujours dans le delta du Gange, se développe et prend des proportions épidémiques à Jessore. C'était le véritable choléra asiatique, qui a parcouru le

---

(1) *Traité de Pathologie interne;* Crisolle, page 744, tome 1. — Paris, 1862.

monde entier et qui est venu encore nous visiter cette année. Ce n'était pas le choléra européen tel qu'Hippocrate l'a décrit dans son livre des épidémies, et qui n'a que quelques symptômes communs avec celui qui nous occupe. (1) Des pélerins sans nombre se rendent chaque année aux fêtes qui sont célébrées dans la ville de Jaggrenah ; une fois les fêtes finies, ils se répandent de tous côtés, et cette année-là ils portèrent avec eux les germes de la maladie. Ce fut par suite de l'agglomération de plus de 1,200,000 pélerins que le choléra, importé par les arrivants du delta, prit des proportions telles en 1819, que l'on abandonna et la ville et les fêtes. Le choléra monte en croupe avec les fuyards et se répand dans toute la Péninsule indienne.

On remarqua surtout que le fléau suivait les directions des communications les plus fréquentées par le commerce. Inutile de raconter étape par étape la marche du fléau. Je renvoi ceux qui désireraient connaître les plus petits détails de cette affreuse pérégrination, à l'ouvrage considérable et authentique publié en 1836 par MM. A. Fabre et Cheylan. Mais comme cet ouvrage est assez rare, je me permettrai d'y puiser quelques épisodes qui démontreront la contagion.

Partis donc de Jaggrenah, les pélerins se répandent de tous côtés, et bientôt Calcutta voit le choléra se déclarer dans ses murs. Plusieurs autres villes sont tour à tour infectées ; l'armée anglaise elle-même subit les coups terribles du fléau, mais le mal avance lentement, à cause, certainement, de la difficulté des communications.

Au mois de novembre 1819, un navire (le *Topaze*) part de Calcutta, perd plusieurs hommes dans la traversée de cette ville

---

(1) L'*Histoire du choléra de* 1835, par MM. A. Fabre et Cheylan, relate une erreur que nous avons voulu relever. Ces messieurs, ne pratiquant pas l'art de guérir, sont bien excusables.

à Port-Louis (Ile-de-France), et arrive dans ce port, situé dans la mer des Indes. Le capitaine avait eu soin de cacher la situation de son équipage, ses hommes se répandent dans la ville, y vendent les effets et les hardes ayant appartenu aux morts, et quelques jours après l'épidémie se déclare et se développe à Port-Louis, et de là dans toute l'île.

Que l'on calcule la distance par mer qui sépare Calcutta de l'île Maurice, et que l'on dise ce qui est plus admissible de la contagion par infection ; de son développement spontané ; ou encore de l'arrivée du mal par des colonnes d'air. Je m'en rapporte au gros bon sens de mes lecteurs.

De l'Ile-de-France à l'Ile-Bourbon, la transmission s'effectue encore par un navire infecté. Exposons le fait : Dès que l'on apprend que le choléra sévit dans l'île voisine, les autorités de St-Denis, capitale de l'Ile-de-la-Réunion, imposent des quarantaines sévères aux arrivages de l'Ile-de-France ; mais, en 1820, le capitaine du brick le *Pic-Var* débarque des noirs, dont quelques-uns étaient atteints de diarrhée, et qui avaient éprouvé des vides par suite de décès cholériques. Le lendemain du débarquement, huit noirs meurent du choléra, et dès ce jour la ville est infectée.

En 1829, les pélerins de l'Inde, disciples de Mahomet, se rendent aux villes saintes de La Mecque et Medine. Le choléra s'y développe tout à coup, et les Hadjis, revenant de ces lieux cholérisés, répandent en Egypte le fléau. A cette date, le commerce entre l'Egypte et Marseille ne se faisait que par bateaux à voile, et l'on mettait souvent des mois pour arriver de ce pays dans notre port. Aussi le choléra ne prend pas cette route trop longue ; il monte du côté de l'Asie, envahit la Perse, le Thibet, le Caucase, traverse les monts Ourals et va sévir à Nidji-Novogorod, où se réunirent, en 1830, des marchands accourus des pays infectés, pour assister à la mémorable foire qui avait été instituée dans cette ville. La Hollande, l'Autriche furent aussi envahies, et c'est encore par des bateaux infectés. Paris subit les premières atteintes du mal en 1831, par l'arrivée des malheureux polonais qui fuyaient la colère moscovite.

Pendant que le terrible fléau promenait ses horreurs sur l'Asie et l'Europe, tandis que l'infection propageait le mal en suivant les voyageurs, les fuyards, des faits considérables se produisaient en certains endroits, faits qui consolident l'opinion des contagionistes par infection.

A Alep, en 1821, au mois de novembre, M. de Lesseps, consul français dans cette ville, se réfugie, avec toute la colonie, dans un jardin clos de murs et de fossés, soumettant les arrivants à une quarantaine sévère. Ces excellentes précautions valurent à tous les Français une complète immunité.

A Tripoli, M. Guys, consul de France, prend les mêmes mesures de précaution et a le bonheur de préserver sa petite colonie de l'invasion de l'épidémie qui frappait la ville.

Je ne veux point relater les faits d'infection qui pullulent dans les invasions suivantes, mais quelques faits sont encore bons à indiquer.

En 1859, à St-Denis encore (Ile-de-la-Réunion), l'infection se produit par le bateau le *Mascarique*, arrivant des pays infectés. Le capitaine trompe la direction de la Santé, débarque des passagers, même ceux d'entr'eux qui étaient encore malades, et le surlendemain le choléra se déclare dans la ville.

En 1855, le choléra nous est arrivé d'Espagne. J'étais à cette époque interne à l'Hôtel-Dieu de Marseille. Dans les premiers jours d'août, on nous conduisit à l'hôpital deux matelots arrivés depuis peu d'un port espagnol infecté. Le surlendemain entra à l'hôpital un matelot d'un navire placé bord à bord, à côté de celui qui avait fourni sept cas de choléra qui nous furent amenés à partir du jour de l'entrée des deux premiers. Dès les jours suivants, plusieurs cas se déclarèrent à l'hôpital et en ville, et l'épidémie ne fut terminée qu'en fin novembre. Les cas étaient plus benins qu'en 1865 ; ils n'avaient pas ce caractère foudroyant qui a été la règle en 1865.

Comme on le voit, je m'attache principalement aux faits qui se sont produits dans les ports de mer, dans les îles surtout ; il est bien plus difficile, en effet, d'étudier la marche du mal dans l'intérieur des terres, d'abord à cause du peu de contrôle qui se fait autour des voyageurs, surtout depuis l'établissement des chemins de fer, et ensuite à cause des explications de théories que l'on peut étaler avec quelque apparence de vérité.

Peut-on, au contraire, ne pas s'incliner devant des faits authentiques qui prouvent d'une manière irréfragable l'importation du choléra par navires provenant de pays infectés et abordant dans d'autres contrées saines, avant ces arrivages.

Me voici parvenu au point important de mon sujet, à cette invasion de 1865 que rien ne faisait prévoir à cause de la marche ordinaire du choléra, qui nous arrivait ordinairement par le Nord.

Je dis que rien ne faisait prévoir, parce que moi-même je n'étais point encore complètement contagioniste. J'avais besoin de nouvelles preuves. La mer Méditerranée nous en a fourni, cette fois, de nombreuses et de décisives.

Après les voix autorisées qui viennent de se faire entendre, je n'hésite pas à proclamer qu'à l'aide d'une intendance sanitaire, sévère et bien établie, par des mesures collectives appliquées à ces peuplades fanatisées qui vomissent sur la civilisation l'épouvante et la mort, il est permis d'espérer de voir enfin s'élever une barrière puissante contre le choléra, la peste ou le typhus, qui déciment chaque année ces pélerins agglomérés dans les villes saintes de l'Islamisme.

Les droits de l'humanité sont trop sacrés pour qu'une civilisation bien comprise ne les impose pas au fanatisme et à la barbarie.

Si les peuples et les gouvernements parviennent à s'unir cordialement pour étouffer ces germes constants d'infection, l'univers entier rendra grâce à cette généreuse coalition, et l'histoire tressera des couronnes aux Souverains si noblement jaloux de la santé publique. Ne sont-ce pas des récompenses aussi méritoires que les lauriers cueillis au milieu des horreurs de la guerre ? Ne sera-ce pas là une véritable sainte-alliance, écrasant à juste titre cette autre déjà vermoulue et surannée ?

Voici les faits tels qu'ils se sont produits :

Le pélerinage aux villes saintes de l'Islamisme s'est effectué en plus grand nombre en 1865; et d'ailleurs le chiffre des Hadjis doit nécessairement augmenter chaque année à cause de la facilité des voyages par bateaux à vapeur. Là arrivent de toutes parts, de l'Indoustan, des bords du Gange, endémiquement infectés par le choléra, de la Perse, du Thibet, de l'Afrique, de la Turquie d'Europe, les sectaires de Mahomet. Beaucoup d'entre eux arrivent maladifs, lorsqu'ils ne sont pas partis de chez eux malades, pour venir succomber sur les dalles du tombeau du prophète.

Que se passe-t-il à Medine, à la Mecque ? Ces peuplades campent sur des terrains incultes, sabloneux, meubles, y demeurent environ un mois, se nourrissant très mal, s'abstenant de toute boisson tonique, alcoolique, suivant la loi du Koran ; égorgent de nombreuses victimes, dont les entrailles et les dépouilles sont laissées gisant çà et là à l'abandon. Tel est le tableau ponctuellement exact du pélerinage à la Mecque. Aussi ne se passe-t-il pas d'année sans que la peste, le choléra, le typhus, la variole, les fièvres putrides ou typhoïdes ne viennent frapper de nombreux pélerins. Voici, d'ailleurs, comment s'exprime la Commission médicale envoyée par le vice-roi d'Egypte auprès des villes saintes cette année. Etat sanitaire des Hadjis : « La mortalité a été assez considérable ; beaucoup d'individus ont succombé à la cholérine. » Ailleurs : « Nous avons remarqué que pendant les jours de fêtes — et ce sont des jours de jeûnes et de grands sacrifices, — les cas de cholérine (lisez choléra) étaient plus nombreux, et les décès augmentaient. »

D'après cette même commission, le choléra n'existait pas à la Mecque avant l'arrivée des caravanes venant des Indes. — *Est-ce clair* ?

Mes renseignements vont plus loin : Les premiers décès ont eu lieu parmi les Hadjis appartenant à ces dernières caravanes.

Une fois les fêtes terminées, les pélerins se répandent de tous côtés et vont dans leurs pays respectifs, emportant le germe des maladies contagieuses qui les ont souvent décimés.

On constate qu'une fois les pélerins partis, la mortalité diminue à Djedda, à la Mecque, à Médine, tout en tenant compte du départ de cette population nomade. Il n'en a pas été de même cette année. La mortalité a augmenté et le choléra a ravagé toutes ces villes.

Les pélerins enterrent sous ce sable mouvant leurs morts que la tempête découvre presque aussitôt ; ils emportent avec eux les dépouilles des morts sous les murs des villes saintes, pour les distribuer en reliques dans leurs tribus. Dans quel état doivent être ces hardes lorsqu'elles proviennent des victimes du choléra ?

Ne comprend-on pas dès lors les ravages que doit opérer une épidémie importée avec de pareilles conditions hygiéniques ?

La mortalité a été telle en 1865, que les pélerins, pour calmer la colère du prophète, ont fait vœu pour la plupart de retourner dans leur patrie en mendiant leurs moyens d'existence.

On les a vus en effet, pendant près de quinze jours, mendier de porte en porte dans les rues de Suez, d'Alexandrie, du Caire. Sales, déguenillés, dégoûtants ils se promenaient dans les villes tout chargés des hardes contaminées de leurs frères morts du choléra dans la patrie sacrée.

A bord du *Lord-Clyde*, qui ramenait des pélerins en Egypte, huit sont morts du choléra.

C'était fin mai et dans les premiers jours de juin, et dès lors le choléra se montre parmi les Arabes, la population infime ; les juifs sont pris à leur tour, puis les européens payent leur tribut à l'épidémie importée.

Le choléra sévit avec fureur, la population s'épouvante, elle fuit de toute part, par terre, par mer, sur le Nil, vers la Haute-Egypte. Suivons ensemble, lecteurs, cette population justement effrayée. Elle va colporter le fléau, tandis que d'autres pélerins vont infecter les peuples de la Perse, de l'Asie mineure, de la Syrie, du Thibet, du Caucase.

Le Caire reçoit des masses de pélerins et des flots de fuyards, et sous cette double cause de l'infection, la capitale de l'Egypte est frappée cruellement.

Mais voyons plutôt les fugitifs qui prennent la voie de mer. Là les preuves sont plus palpables.

Alexandrie est une ville qui grandit chaque jour ; elle a des communications avec tout le littoral de la Méditerranée et des mers qui en dépendent, car elle est le trait d'union entre l'Asie et l'Europe. Une fois le canal de Suez ouvert au commerce et aux voyageurs, elle sera un point de ralliement d'où partiront sans cesse des masses de marchandises et de voyageurs. C'est avec Marseille surtout que cette ville possède d'immenses rapports. Elle commerce aussi avec Malte, Trieste, Ancône, Gênes, Valence, tous les ports de Syrie, Constantinople, le Pirée et la Grèce, etc.

Plusieurs compagnies françaises possèdent une grande quantité de bateaux à vapeur qui, cette année, ont jeté dans notre rade des flots de fuyards ; de telle sorte que Marseille, qui se trouve à six jours de l'Egypte, a reçu cette année la visite de trente mille Alexandrins environ.

Quels sont les pays et les villes qui échappent à l'épidémie? Ce sont ceux et celles qui refusent obstinément de recevoir des passagers venant des régions contaminées, qui repoussent énergiquement toute provenance des villes cholérisées, qui établissent des quarantaines sérieuses à l'encontre de navires, contaminés ou non.

C'est ainsi que la Grèce n'a pas cessé de jouir d'une complète immunité ; que l'Italie, Ancône et quelques bourgs entourant ce port exceptés, n'est pas visitée par le fléau.

Messine refuse l'entrée des voyageurs venant d'Alexandrie, Messine échappe au choléra.

Malte reçoit de Londres des ordres exprès, Malte n'enregistre que quelques cas isolés, surtout parmi les passagers.

Gibraltar, plus exposée aux arrivages de l'Egypte, point de ralliement et de station des paquebots anglais, quoique bien plus éloigné des foyers de l'épidémie que Malte, est visitée par le fléau.

La côte d'Afrique, qui n'a pas de rapports immédiats avec l'Egypte, échappe au choléra, et cependant ces plages sont bien plus rapprochées que nous des côtes égyptiennes. Mais on sait que les pélerins qui reviennent par mer sur les côtes africaines passent par la France et sont transbordés pour arriver jusque chez eux. Quant à ceux qui vont par caravane, ils demeurent des mois entiers au milieu du désert.

Puisque le désert a été comparé à une immense mer de sable, je puis rapprocher le fait d'Alep de ceux que je vais exposer tantôt.

Une caravane venant de la Mecque se présente pour faire station aux portes d'Alep. Les habitants refusent de la laisser pénétrer dans la ville. On prend les armes de part et d'autres, et les pélerins victorieux entrent dans Alep. Deux jours après le choléra commençait à sévir dans la population.

A côté de ce fait, en voici un autre en passant : A Altembourg, une dame arrive malade de Constantinople, elle meurt du choléra ; le lendemain, la ville enregistre des cas de cette maladie.

Voici un fait contraire dans l'intérieur des terres. Je les donne sans ordre, réservant ce mode d'exposition pour les faits des ports de mer.

A San Giovano, une personne arrivée d'Ancône meurt du choléra ; deux des personnes qui l'ont soignée sont prises du même mal. On isole immédiatement les malades et les gens qui les soignent, et il n'est plus signalé de nouveaux cas.

Les faits d'immunité par suite d'isolement ne sont pas rares ; aussi, pendant l'épidémie que nous venons de traverser, ai-je fait pratiquer autant que possible, dans ma clientèle, ce mode de précaution.

Constantinople, cette ville immense, ne présente pas, bien s'en faut, de bonnes conditions de salubrité et d'hygiène ; cependant, aucun cas de choléra asiatique ne s'était montré. Le gouvernement du Grand-Turc, édifié sur la transmissibilité du fléau par infection provenant des gens arrivés des villes contaminées dans des ports encore exempts du choléra, décide qu'une quarantaine sévère sera imposée aux bateaux venant d'Alexandrie, des ports de Syrie, quelle que soit la patente du bord.

Grâce à ces sages et énergiques précautions, des cas isolés avaient envahi seulement le Lazaret, où quelques décès furent enregistrés parmi les nouveaux venus.

Mais voilà qu'un navire de l'Etat, monté par Muhbiri-Pouzour-Pacha, insiste pour entrer en libre pratique dans le port et débarquer ses hommes. Il assure qu'il n'a pas eu de morts, et cependant la traversée s'était effectuée dans de très mauvaises conditions de santé. Il avait perdu pas mal de monde du choléra, et peut-être ne se souciait-il que peu de demeurer plus longtemps au milieu de cet équipage infecté. Le fléau devait le punir de sa témérité inhumaine. Il succombe lui-même aux atteintes du choléra, ainsi que quelques-uns de ses hommes débarqués ; la ville est, dès ce moment, envahie par l'épidémie.

Le navire est repoussé ; c'était trop tard ; il va le long du détroit porter le fléau partout où il s'arrête.

Les habitants de Constantinople émigrent épouvantés, et vont ainsi jeter la maladie là où l'on reçoit les voyageurs sans trop de précautions.

La mer Noire, Altenbourg et d'autres villes sont atteintes par l'épidémie.

Le gouvernement italien, en face de ce fléau, prend aussi des mesures énergiques, tout en laissant à chaque port de mer certaine latitude d'action. Quelques esprits endurcis regardaient ces moyens préventifs non seulement comme inutiles, mais encore comme très préjudiciables au commerce.

Quelle serait ma consolation, si cette brochure arrivait jusqu'à eux ! Par les quarantaines, par des moyens énergiques quelconques on craint d'entraver le commerce. Je trouve la raison spécieuse, tout au plus.

Voilà de grandes cités envahies par le choléra ; les habitants fuient épouvantés, les boutiques se ferment, les échéances souffrent, tout se ressent du fléau ; on ne s'occupe plus qu'à porter des secours aux malades, aux mourants, et à ensevelir les morts ! Qui pourra dire que cet état de choses est préférable à la stagnation momentanée du commerce par mer et au retard qu'éprouveront quelques milliers de voyageurs ?

Ancône reçoit des passagers d'Alexandrie, voyageurs qui n'ont pu débarquer à Messine. Demandez au *Copernic* comment on recevait les provenances de cette ville à Messine ? A Naples, les bateaux n'étaient pas même admis.

Ancône admet donc des passagers ; ce ne sont pas des pèlerins. On les laisse débarquer après une quarantaine dérisoire. Ainsi, un bateau arrivé de Malte et qui avait perdu quatre passagers du choléra pénètre en ville peu de jours après son arrivée. Une femme meurt du choléra après être descendue en ville, et quelques jours après le fléau plante son horrible étendard sur cette cité italienne. Les habitants fuient et vont propager la maladie dans les villes voisines.

Ainsi, deux personnes venues d'Ancône le 1er août meurent à San Severo. Le 8 août, on comptait 25 cas, dont 9 décès, dans ce bourg.

A Foggia, le choléra n'a pas fait de progrès dans la ville. Ce sont des personnes venues d'Ancône qui ont seules été atteintes. Les décès ne se sont élevés qu'à quatorze en tout ; pourquoi ? C'est fort simple : On a confiné les personnes, et l'on a pris toutes les mesures possibles pour éviter la contamination.

Trieste reçoit des fugitifs d'Ancône, de Constantinople, et bientôt des cas de choléra se montrent dans cette ville.

Les villes qui ont établi des quarantaines très sévères, telles que Messine, Naples, Gênes, Syracuse, le Pirée et autres ont échappé au fléau ; et si quelques cas viennent à s'y déclarer, ce seront les voyageurs de terre qui auront importé la maladie. La plupart de ces villes, l'Espagne aussi, refusaient de recevoir les provenances des villes cholérisées, ou bien imposaient de forts longues quarantaines. Le commerce marseillais en sait quelque chose.

L'Egypte elle-même, craignant une nouvelle invasion, considère comme suspects les bateaux venant de Marseille ; elle appréhende sans doute de recevoir encore ce qu'elle nous a si fatalement envoyé.

A Civita-Vecchia, les navires venant de Marseille, de Toulon, n'entrent qu'après de sévères quarantaines ; et si les Français de la garnison en sont contrariés, la population bénit les ordres du Saint-Père, qui a su, jusqu'à ce jour, arrêter le fléau. Aide-toi, le ciel t'aidera. C'est sans doute la sage maxime du vénérable vieillard. Quel contraste instructif de raison et de foi entre ces sages précautions du Pape et les fanatiques folies des disciples de Mahomet, portant avec eux les hardes souillées de leurs frères morts du choléra dans les villes saintes du prophète !

Continuons notre voyage en Italie : à Pistoja, le 12 juillet, une femme meurt du choléra. Le 14, deux hommes sont rapidement emportés à Florence. Ces trois personnes venaient d'Alexandrie. Heureusement, peut-être par de bonnes précautions prises sur les lieux, le fléau n'envahit pas ces deux villes.

Une lettre signée Bianchi nous fait connaître le fait suivant : Un député italien a pu se convaincre de faits bien fâcheux ; il est venu à Florence avec une famille arrivant d'Alexandrie. Le bateau qui les portait n'a pu pénétrer ni à Messine, ni à Livourne, ni à Gênes ; ce n'est qu'à Marseille que les passagers ont été admis au bout de 9 heures de quarantaine.

Malheureusement elle a payé cher, cette noble cité, son hospitalité bien connue. Toulon, Arles, Paris et autres bourgs doivent lui en savoir peu de gré.

Il est de notoriété publique que les émigrants et les pèlerins d'Alexandrie ont infecté plus de vingt ports différents.

Malheureusement partout les quarantaines n'ont pas été pratiquées avec sévérité. Cette phrase, que j'extrais d'une lettre de Florence adressée à l'*Union*, de Paris, ne prouve-t-elle pas ce que j'avance ? « Il était cependant si facile d'arrêter pendant quinze ou vingt jours les navires provenant de l'Egypte, de Malte ou de Constantinople. On a eu peur des doctrines nouvelles et on a sacrifié des populations entières. »

Heureusement que ces doctrines nouvelles sont rudement secouées ; elles sont l'apanage du plus petit nombre, et ce petit nombre diminue tous les jours. Puisse ce travail l'amoindrir encore !

L'Espagne a été visitée à son tour par le choléra. L'épidémie y fait encore de grands ravages. Ce pays a quelques communications par Valence avec l'Egypte, mais c'est surtout avec la France et l'Italie qu'existent des rapports suivis.

Le choléra a sévi presqu'en même temps à Valence et à Marseille.

On suppose à Valence que ce sont les bateaux des Messageries Impériales allant de Marseille à Oran, faisant escale (station) à Valence, qui y ont apporté le choléra.

Il m'a été impossible, jusqu'à ce jour, d'avoir de plus précis renseignements.

A Barcelone le choléra s'est déclaré à la fin de la première quinzaine d'août, alors que depuis deux mois le fléau faisait presque tous les jours quelques victimes à Marseille. Les patentes des navires venant de notre port étaient encore nettes, et on admettait en libre pratique bâtiments et voyageurs.

A partir du 10 août, par suite d'une dépêche expédiée par le Consul espagnol en résidence à Marseille au Conseil de santé d'Alicante, les vapeurs furent soumis à des mesures sanitaires. On les envoyait purger leur quarantaine à Mahon (îles Baléares). Personne n'ignore les ravages produits par le choléra dans ces îles, surtout à Mahon et à Palma.

Le *Numancia* et le *Génil* sont les derniers vapeurs partis de Marseille, admis en libre pratique à Barcelone. C'est le 7 août qu'Alicante établit la quarantaine.

On alla plus loin : ordre fut donné aux armateurs espagnols à Marseille de ne plus prendre de voyageurs pour Barcelone. Les voyageurs ont dû prendre la voie de terre et porter à travers les Pyrénées les germes du choléra. C'est une simple supposition. Il est plus probable que Barcelone a été infectée par les fuyards de Valence.

Lorsque le choléra eut envahi Gibraltar, où il avait été importé par les bateaux venant de Malte, on établit à Séville des quarantaines excessivement rigoureuses et fort longues. Un cordon sanitaire fut même placé autour de la ville. Le choléra n'éclata pas. Des contrebandiers venant de Gibraltar trompèrent un jour la vigilance des soldats formant le cordon prophylactique, pénétrèrent à Triana, faubourg de Séville, et l'un d'eux y mourut du choléra. A partir de ce jour l'épidémie fit des victimes et ravagea bientôt la population sévillane.

Arrivons à Marseille. Nous touchons au terme de notre pérégrination ; ce n'est pas le point le moins intéressant de notre voyage.

On sait que les pélerins venant de la Mecque et de Médine par Djeddad, le Caire, Alexandrie, arrivent à Marseille chaque année pour rejoindre la côte africaine. Après un séjour généralement assez court, ils partent sur un autre bateau qui les transporte en Algérie.

Le 11 juin, au soir, arrivait à Marseille le bateau à vapeur *la Stella*, parti d'Alexandrie le 1er juin. Il avait à bord soixante-sept hadjis et trente passagers ordinaires. Deux des pélerins étaient morts en approchant de Marseille ; l'un d'eux avait succombé à une attaque de cholérine, d'après une lettre du capitaine Reynier. La cholérine tue rarement ; aussi cette déclaration m'a un peu étonné. Il n'y avait pas de médecin à bord. Ces pélerins étaient partis d'Alexandrie, où le choléra existait déjà, quoiqu'en dise le capitaine de *la Stelta*. D'ailleurs ils venaient de la Mecque, où le choléra faisait de grands ravages. M. Reynier est sans doute de bonne foi quand il affirme que deux pélerins étaient morts de diarrhée chronique. Je n'en demande pas plus à son diagnostic, qui cependant pourrait ne pas avoir une exactitude mathématique.

Le commandant du fort St-Jean reçoit dans l'après-midi du 12 ces pélerins, et voici ce qu'il en dit : « Il y en avait de bien malades, les yeux cernés et creux. » C'est tout ce qu'il peut nous dire, car il n'est pas plus médecin que le capitaine Reynier ; cela suffit bien assez pour qu'on soit convaincu que ces passagers étaient sous l'influence cholérique. Les yeux creux et enfoncés sont une marque distinctive des affections cholériques ou cholériformes. On loge ces hadjis le long des batteries de la Joliette.

Ils répandaient une odeur insupportable. Lorsqu'ils se sont embarqués le lendemain, plusieurs se traînaient à peine. Dans la nuit du 12 au 13 juin, pendant la seule nuit qu'ils ont passée en ce lieu, un pélerin est mort ; c'est constaté par un certificat du docteur Renard, du 38e de ligne. Il est mort de la dyssenterie, peut-être de la cholérine aussi, ou du choléra. Le docteur ne l'avait vu qu'après son décès. Un ouvrier de la jetée est atteint du choléra le matin de cette même nuit, et succombe peu d'heures après. C'est précisément à cette époque que le fléau se déclare sporadiquement et bientôt épidémiquement en ville. Dans quel quartier ? Tout juste à côté du campement des pélerins, à côté du fort St-Jean et des batteries, près du port de la Joliette, où arrivent les bateaux des Messageries Impériales et des autres compagnies.

Je ne dis pas que le bateau *la Stella* ait seul contribué à importer le choléra à Marseille, ce serait vouloir trop préciser ; mais je prétends qu'il y a fortement contribué. Ces morts de diarrhée, de dyssenterie, de cholérine, ces figures hâves, ces hardes infectées provenant des victimes du fléau sous les murs des villes saintes n'indiquent-ils pas que les Hadjis de *la Stella* avaient bien parmi eux des malades et des effets contaminés ? Les pélerins étaient pour la plupart maladifs et fatigués ; c'est le capitaine même du bord et celui du fort St-Jean qui l'avouent. Est-il besoin, d'ailleurs, qu'il y ait eu sur un bateau des morts du choléra pour que la maladie soit importée par lui dans un pays ? Je suis complètement de l'avis de M. Reynier quand il écrit ceci : « J'ignore quel est le but des personnes qui veulent faire croire que c'est *la Stella* qui a importé la maladie qui nous a fait tant de mal, mais je soutiens qu'elles se trompent et qu'il est bien plus rationnel de penser que l'épidémie nous a été apportée par les bateaux chargés de passagers arrivant à Marseille, fin juin, qui, partis d'Alexandrie en pleine épidémie, avec patente brute, ont eu des cas de choléra arrivés durant la traversée, et dont les passagers très nombreux ont néanmoins été admis à la libre pratique quelques heures après leur arrivée à Marseille. »

En effet, c'est surtout à partir de cette époque que les Messageries Impériales et les autres compagnies jetaient sur nos rivages des flots de voyageurs. On envoyait les bateaux en quarantaine, mais combien de temps ? nous le savons tous. Point de quarantaine si la patente était nette ; quand elle était brute, quelques heures, un jour ou deux suffisaient pour purger cette mesure sanitaire. Ce laps de temps suffisait-il ? J'ai soigné des passagers atteints de cholérine, de diarrhée, que l'on avait laissés débarquer quelques heures après leur arrivée ; cependant ils m'ont avoué avoir perdu des passagers dans la traversée. J'ai vu notamment, dans un hôtel, un malade atteint de dyssenterie et de vomissements ; il était débarqué du 11 juillet, après 7 heures de quarantaine. Le lendemain de ma première visite à l'hôtel, une fille de chambre fut prise de symptômes cholériformes dont elle guérit après huit jours de traitement.

Le plus souvent les débarquements s'opéraient avec fraude, par ruse. Je tiens ces renseignements d'une dame arrivée par le *Mont-Falou*. Il est vrai qu'on n'avait pas eu de mort durant la traversée. La patente était nette, mais le bateau n'arrivait pas moins de pays cholérisés. « Le commandant, dit-elle, fit placer en avant les plus portants, entr'autres moi et une dame fortement constituée, puis venaient les autres. Une femme qui avait la diarrhée depuis quelques jours passa ainsi sans être aperçue. On leur recommandait de ne pas avoir l'air fatigué, afin d'éviter les ennuis d'une quarantaine.

Je fatiguerais mes lecteurs si j'entreprenais d'énumérer seulement les bateaux à vapeur arrivant à Marseille des pays infectés.

En voici un cependant :

Le *Copernic* part le 25 juin d'Alexandrie et arrive le 4 juillet à Marseille, à 11 heures du soir. Le lendemain, à 11 heures du matin, les passagers sont débarqués. En vue de Messine, le cadavre d'un cholérique avait été jeté à la mer. Une dame m'assure qu'il n'y avait pas de médecin à bord.

Je relate le fait tel qu'il m'a été rapporté, n'ayant pas la possibilité de le contrôler.

Ces voyageurs portaient sans doute pour la plupart le germe du mal; peut-être étaient-ils atteints de la diarrhée prémonitoire, qui dévance de quelques heures, de quelques jours, l'attaque du choléra. Ils se répandaient, dans de pareilles conditions, dans la ville, et, par les miasmes, s'exhalant des selles et des vomissements, pouvaient infecter une population entière.

Pour les gens de sens, pour les personnes désireuses de connaître la vérité et d'en tenir un compte exact, il reste établi qu'un cas de choléra s'est déclaré sur un ouvrier frappé à côté des pélerins contaminés ; il reste établi que des flots de voyageurs plus ou moins infectés étaient jetés dans notre ville par centaines, presque chaque jour ; que l'épidémie s'est déclarée d'abord dans le quartier avoisinant le fort St-Jean et les bassins où arrivent les bateaux à vapeur.

Il incombait fatalement à Marseille d'être infectée la première à cause de la quantité innombrable de voyageurs et de marchandises arrivés d'Alexandrie, de Constantinople et des Echelles du Levant. Le peu de précautions prises dans notre port à l'égard des débarquements devait ouvrir les portes de notre cité à ce redoutable voyageur. Le capitaine de *la Stella* ne le dit-il pas dans sa lettre adressée au *Sémaphore* ? Qui mieux que lui pouvait indiquer le défaut de mesures sanitaires suffisantes ?

Marseille gardera ce triste privilège tant que l'épidémie prendra la route de mer.

Tel est l'historique de la marche de l'épidémie partant d'Alexandrie, où elle est importée par les pélerins de la Mecque et

Médine, et allant visiter le littoral de la Méditerranée, de la mer Noire et des autres petites mers qui en dépendent.

Arrivons maintenant à sa transmissibilité d'individu à individu, pénétrons dans ces foyers d'infection qui pullulent pendant l'invasion de 1865.

Si les preuves de ce mode de transmission me manquaient, les faits de contamination de pays à pays par les voyageurs et les bateaux ne suffiraient-ils pas comme arguments précieux ? Les exemples ne me font malheureusement pas défaut.

Au numéro 16 de la rue Impériale, Mme de C... est atteinte dans les premiers jours de juillet ; elle succombe. Le soir du même jour, sa fille, âgée de 17 ans, est frappée du fléau et meurt le lendemain. Que s'était-il passé ? Elles avaient reçu deux passagers débarqués du *Saïd*, des Messageries Impériales ; ces arrivants avaient déposé leurs effets dans les appartements de cette dame.

Je n'ai jamais pu connaître la nature de la patente du *Saïd*. Le docteur du bord a refusé des détails sur ce sujet à un de mes honorables confrères, chargé par la Société Impériale de médecine de faire un travail sur le choléra. Ce refus fait craindre que ce navire ait eu une traversée malheureuse.

N'est-on pas étonné de voir le choléra aller sévir juste là où sont déposés des effets d'Alexandrie ? J'avoue qu'en mettant ce fait sur le compte d'une coïncidence fortuite, ce serait donner de l'intelligence à l'épidémie dont je m'occupe.

A la rue des Trois-Soleils, quatorze cas se déclarent en deux ou trois jours ; la plupart sont mortels. D'où vient ce caprice du fléau à s'acharner ainsi dans une si petite rue ? Ce n'est pas la première fois que cette rue est maltraitée. La rue des Trois-Soleils, qui va de la rue Mayousse à celle de Bernard-de-Berre, et qui réunit ces deux rues comme la branche transversale d'un H réunit les deux branches montantes de cette lettre de l'alphabet, est disposée de manière à ce qu'un air infecté, une fois logé dedans, ne peut en sortir que difficilement. Les miasmes choléripares y séjournent et sont respirés continuellement par les habitants de cette voie étroite et mal aérée. Cette rue est au centre du quartier St-Jean, à cent pas du fort de ce nom, tout près de la Joliette. On abandonne la plupart des maisons de cette rue, et le mal disparaît pour se répandre aux environs.

Sur la place de la halle Puget, au coin de la rue des Pénitents-Bleus, le sieur S... est atteint du choléra et succombe dans la soirée. Un maçon de ses amis, qui ne l'avait pas quitté, est pris du choléra dans la matinée du jour qui suit, et va succomber dans son domicile, où meurt, quelques heures après, la femme qui lui avait prodigué des soins.

Au quartier de St-Pierre, le 19 septembre, le nommé C..., âgé de 40 ans, est frappé par le choléra et succombe le lendemain. Sur les instances du médecin on abandonne les objets de literie. Ils sont déposés dans un jardin où on leur fait subir toutes sortes de moyens de désinfection.

Quelques jours après, dans un but de charité, on donne le matelas, la paillasse, les draps de lit, etc., à une pauvre femme du voisinage qui avait deux jeunes enfants. Ceux-ci jouent tout le jour sur le matelas, et dans la soirée ils sont pris tous deux du choléra et succombent. La mère, qui avait lavé pendant toute la journée les linges du défunt, meurt aussi de la même maladie dans le courant de la nuit. Voilà, j'espère, un fait éminemment concluant.

Sur le cours St-Louis, au n° 4, une dame meurt du choléra ; le fils est atteint bientôt après. La sœur, accourue de la campagne pour lui donner des soins, meurt victime de son dévouement fraternel. Aussitôt on fait partir pour Avignon le frère, qui guérit dans cette ville, grâce à cette émigration conseillée par son médecin.

A la rue des Trois-Mages, 18, trois personnes appartenant à la famille d'un de nos plus honorables médecins succombent en trois jours sur le même palier. Le mari et la femme meurent presque en même temps, et le même convoi les conduit ensemble au champ du repos.

Dans une campagne sise au Bas-Canet, quatre grandes personnes appartenant à la famille de M. G..., débitant de tabac, rue Paradis, succombent en quelques jours. Ce sont le père, la mère et deux fils.

Le samedi 12 août, à la rue d'Aix, 44, succombe le sieur M... Le même jour meurt Mme B..., belle-sœur du sieur M..., sur le même palier. Dans la même maison, la fille de Mme B... est prise de symptômes cholériques et ne doit son salut qu'à la fuite, conseillée par le docteur Batigne. Le mercredi de la même semaine, la locataire du troisième étage est emportée par le choléra.

Remarquons que le premier étage n'était pas occupé et que tout le monde était parti, excepté cette femme, qui est atteinte la dernière et meurt victime de son entêtement. Elle n'avait pas voulu quitter la maison.

Au numéro 1 de la rue Ste-Catherine, quartier Saint-Jean, dans l'espace de quelques jours, en août, succombent la mère, son nourrisson et son fils âgé de 10 ans.

Dans une maison située traverse St-Jean-du-Désert, à St-Pierre, meurent trois personnes. On abandonne ce foyer d'infection sur les instances du médecin.

A propos de nombreux décès qui ont été enregistrés aux environs du village de St-Pierre, et eu égard à quelques foyers d'infection qui se sont montrés dans un certain périmètre, je dois faire remarquer que là se trouve l'établissement de la buanderie des Messageries Impériales.

Je cite cette remarque, faite par bien des gens à Marseille, sans en tirer pour cela aucune conséquence. Je ne veux pas invoquer ce voisinage comme argument positif en faveur de la contagion.

La femme S..., demeurant rue Paradis, 213, meurt du choléra ; ses deux enfants ne tardent pas à la suivre dans la tombe. Le mari est aussi atteint, mais il guérit quelques jours après.

A la rue de l'Evêché, 25, la dame S... est atteinte du choléra. Son mari, débarqué d'un bateau arrivé le matin, prodigue ses soins à son épouse et succombe presque en même temps qu'elle.

Au deuxième étage du n° 76 de la rue St-Sébastien, quatre ou cinq personnes sont atteintes du choléra. Tous les locataires fuient loin de la maison. Une seule, la femme veuve P..., se dévoue pour soigner les malades ; elle meurt après dix heures de maladie.

Le nommé G..., à Mempenti, rue de Salon, 13, est atteint par le choléra. Grâce à de prompts secours, il entre en convalescence au bout de quelques jours. Sa sœur, bien portante d'ailleurs, se couche dans le lit que lui cède son frère déjà rétabli. Dans la nuit elle est prise de symptômes cholériques graves ; elle guérit néanmoins comme son frère.

Le sieur D..., officier recruteur pour l'armée du Pape, va visiter un de ses conscrits, atteint de choléra ; il demeure quelques temps auprès de lui. Rentré dans son appartement, rue des Petites-Maries, 42, il est frappé par le fléau et meurt cinq heures après l'attaque,

Au numéro 11 de la rue de la Guirlande, quatre personnes succombent dans l'espace de quelques jours. Le sieur X..., débitant de tabac sur le quai St-Jean, couchait dans cette maison ; il est pris de choléra dans la matinée, en arrivant à son débit, et meurt rapidement, sans qu'on ait pu le ramener chez lui.

Dans la rue d'Aubagne, un homme meurt du choléra. Un des locataires quitte la maison avec ses deux enfants ; il va au pont de Sainte-Marguerite, chez M. B..., peintre, où les deux enfants meurent du choléra. Une femme de la même maison part pour Salon, où elle succombe.

Une dame allaitant son enfant, Mme X..., fille de M. T..., était venue d'Alexandrie chez son père ; elle fuyait l'épimie. On lui conseille d'aller à la campagne, où, en effet, elle va demeurer jusqu'aux derniers jours de septembre. Sa famille revient en ville à l'occasion de la saint Michel, époque des changements de domicile à Marseille. Son enfant, atteint de diarrhée, est bientôt pris du choléra et meurt quelques heures après chez son grand-père, M. T..., rue des Cyprès, 4. Le soir, la mère est prise de diarrhée, puis de symptômes cholériques que la famille prend pour les effets de l'émotion vive occasionnée par la mort de l'enfant. La nuit se passe ; on fait appeler de grand matin le docteur Lieutaud, qui n'arrive que pour assister à son agonie. Elle succombe bientôt. Le père de cette dame est atteint aussi, ainsi que son frère, mais le médecin est assez heureux pour les guérir tous les deux. Ces quatre personnes occupaient le même étage de la maison.

Les journaux ont signalé les faits qui se sont produits dans le service des Postes. 75 facteurs sont employés au service de l'arrivée des lettres ; parmi ces lettres il y a celles venant des pays cholérisés. Plus de la moitié sont tombés malades et quinze ont été emportés par le choléra. Dans le service du départ, il n'y a eu que deux malades. On m'assure même que deux des employés chargés de déplier les paquets venant de Constantinople ont été frappés de mort ; on ajoute que M. le directeur, en présence de la crainte qui s'était emparée des autres commis, mit lui-même la main aux paquets de lettres venues de Constantinople, où le choléra sévissait cruellement, et qu'atteint du choléra, il a eu le bonheur d'échapper à la mort.

Je n'en finirais pas si je voulais énoncer tous les faits d'infection qui se sont produits à Marseille.

L'épisode de la rue des Trois-Soleils ne s'est pas renouvelé ailleurs d'une manière aussi péremptoire ; c'est que la plupart des rues aussi fâcheusement disposées, aussi étroites et aussi malsaines que celle-là ont disparu par l'ouverture de la rue Impériale. Cette grande artère a donné à ce quartier une physionomie toute autre, et maintenant l'air circule là où régnaient depuis des siècles l'insalubrité, l'obscurité et la mauvaise disposition des maisons.

Aussi, qu'est-il arrivé ? La plupart des habitants de ces quartiers métamorphosés se sont éparpillés autour de la ville même; le quartier de Belle-de-Mai, Mempenti, Endoume et St-Lambert ont vu le nombre de maisons augmenter, et le choléra est aller visiter ces endroits, qui avaient été presque respectés par les précédentes épidémies.

Je suis convaincu que de nouvelles larges voies traversant le restant des vieux quartiers amélioreraient définitivement la vieille ville.

Je ferai remarquer que les cas de choléra ont presque tous eu, comme symptômes primitifs, la diarrhée, souvent très abondante, et les vomissements très fréquents. Dans les maisons où il y a eu le plus de mortalité, le plus de cas de choléra, les premiers malades ont présenté ces phénomènes morbides au plus haut degré. Souvent les malades rendaient plus de vingt selles par heure. J'appelle l'attention de chacun là-dessus, parce que, à mon avis, ce ne sont que les miasmes provenant des matières rendues qui transmettent la maladie (1).

L'année 1865 a convaincu les populations qui ont assisté à ces faits irrécusables ; elle a convaincu aussi presque tous les savants appelés à s'occuper de cette maladie, elle a converti bon nombre d'anti-contagionistes. Les convictions des illustrations médicales de Paris, des médecins des hôpitaux de province, du corps médical presque tout entier, valent bien celles de quelques

(1) Quelques renseignements m'ayant été transmis par mes confrères et notamment par MM. Mittre, Lieutaud, Pellegrin, Batigne, Bouisson, Lieutaud, Giraud J.-B., je les en remercie ici publiquement

rares esprits à Marseille, anti-contagionistes peut-être par jactance.

Quand un praticien comme le docteur Sirus-Pirondi nous avoue que 1865 l'a converti complètement, quand il vient confesser ses errements antérieurs ; quand M. Grimaud de Caux, venu de Paris pour étudier la maladie, confirme par ses lettres et son rapport à l'Académie des Sciences, sa foi en la contagion par infection, n'ai-je pas le droit de dire bien haut que mon opinion est solidement étayée, et qu'elle repose autant sur les faits que sur l'appréciation de ces mêmes faits par des observateurs sérieux, francs et loyaux ?

Malheureusement pour la science, il est toujours des gens avides de soutenir quand même des opinions usées, des idées qu'ils savent être extravagantes. A ceux-là nous n'avons qu'à répondre que les médecins des hôpitaux de Paris, qui comptent dans leur sein tous les princes de la médecine, réunis naguère par le président de l'assistance publique, ont adopté à l'unanimité la séparation des cholériques d'avec les autres malades dans les établissements hospitaliers.

Qu'on le sache bien, si le choléra n'a pas frappé plus cruellement notre ville, j'en trouve la cause dans la sagesse du corps médical marseillais, qui, tout en soignant les malades, recommandait de ne pas garder dans les appartements les matières rendues par les selles et les vomissements. Je la trouve aussi dans la facilité que l'administration municipale a donnée aux habitants de se procurer des désinfectants capables d'absorber et de détruire les miasmes cholériques.

Ces considérations ne doivent pas tendre à faire abandonner les malades sans secours. A Dieu ne plaise qu'une pareille pensée puisse être soupçonnée dans ce travail. Bien au contraire, car mon opinion ne varie pas sur ce sujet. Si je donne le sage conseil de se débarrasser au plus vite des matières vomies et des selles, capables de propager par leurs exhalaisons le choléra, ce n'est pas à dire pour cela qu'il ne faille pas toucher les cholériques et leur prodiguer des soins rapides et incessants.

Ce n'est ni le souffle, ni la sueur, ni le contact du corps qui communiquent le choléra, mais bien les miasmes provenant des sécrétions des cholériques ou des objets contaminés par eux. Ce n'est pas en touchant le corps des malades, leur sueur, leurs selles, les matières vomies, etc., mais bien en respirant un certain temps les miasmes provenant des cholériques ou des objets leur appartenant, qu'on pourra être frappé par le fléau.

Le choléra n'est pas contagieux proprement dit, mais bien contagieux par infection ; INFECTIEUX, si le mot était admis par nos linguistes.

Je crois qu'on n'aurait qu'à se féliciter si l'on faisait jeter et désinfecter tout de suite les matières rendues par les cholériques. La non observation de ces moyens prophylactiques serait autant préjudiciable aux personnes bien portantes qu'aux malades, puisque les miasmes répandus par les matières gardées dans les appartements répèteraient et augmenteraient l'intoxication.

Je termine l'énumération des faits d'infection par un cas de transmission du choléra d'une femme à un petit chien ; ce sera une preuve de plus qui confirmera la transmissibilité par le produit des sécrétions. Mon intention n'est pas de commenter le fait ; je le donne dans toute sa nudité.

Le 19 octobre dernier, je fus appelé dans la nuit pour donner des soins à la dame L..., demeurant rue des Bergers, 13, atteinte de choléra. Cette dame nourrissait un enfant de 14 mois. En fervent contagioniste, je m'empresse de faire séparer tout de suite l'enfant de la mère. Je conseille de prendre un chien pour débarrasser cette femme de son lait. Un petit chien tout blanc est acheté et tète la malade. Un moment après cet animal est pris de convulsions dans les pattes, sans doute de crampes vives, et son corps devient bleu, cyanosé, froid. Je conseille de faire répéter la succion le soir, et à ma visite de 7 heures je trouve le petit chien raide-mort, d'un bleu noir par tout le corps. Le mari m'assure qu'il avait eu de violents tremblements dans les pattes, et qu'il était bien plus noir au moment de sa mort. Ce pauvre animal était mort empoisonné par le toxique cholérique, et cela dans la première période de la maladie, dans la période algide. La femme a succombé deux jours après.

Telle a été la marche du choléra en 1865.

Si le désir de produire rapidement une actualité ne m'avait animé, si j'avais attendu de nouveaux renseignements, je me serais présenté avec un bagage bien plus complet de faits concluants. En présence des épisodes racontés plus haut, en face de faits tels que ceux de la Mecque, de Suez, d'Alexandrie, de Constantinople, de Pistoja, d'Altenbourg, de Séville et autres ; munis de ceux relatés pendant les épidémies précédentes, doit-on attendre encore pour dessiller les yeux d'aveugles trop souvent volontaires ? Peut-on se résoudre à retarder la publication d'un travail utile, quelque faible que soit la plume qui le produit, surtout au moment où les nations s'occupent de la grave question des pélerins musulmans.

Un mot sur l'essence du choléra, et j'expose tout de suite les moyens qui me paraissent efficaces contre l'invasion de ce fléau.

Sans vouloir poser des principes didactiques, classiques, je dis que toutes les maladies privées de caractère diathésique ou d'éléments individuels propres aux tempéraments, aux constitutions intimes de l'homme, peuvent se diviser en maladies contagieuses et en maladies ne trouvant leur origine et leur développement que dans des conditions climatériques particulières, dans des changements brusques de température, soit du corps, soit de l'air ambiant.

Je ne parlerai que des maladies contagieuses.

Je range parmi ces dernières les affections de la peau simples, puis la variole, la scarlatine, la suette miliaire, la rougeole, etc.

Voilà les types de maladies contagieuses se propageant par le toucher.

Les maladies contagieuses par infection sont : le typhus, la fièvre typhoïde, la fièvre jaune (vomito-negro), le choléra, la peste. Cette dernière se propage doublement par contagion immédiate et par contagion par infection. Les maladies contagieuses ne le sont pas fatalement ; en d'autres termes, tous ceux qui s'exposent à leur contagion ne sont pas nécessairement atteints. Peut-on, malgré cela, les appeler non contagieuses ?

Beaucoup de maladies arrivent périodiquement pendant des saisons déterminées, d'autres ont besoin, pour se produire, de certaines conditions climatériques ou atmosphériques. Peut-on dire de même du choléra ? Voyez s'il recule devant l'hiver. N'a-t-il pas fait des ravages en Russie par des températures très basses ?

Le choléra, maladie contagieuse par infection, n'est pas une maladie nouvelle datant de 1817. Qui sait si la peste d'autrefois, je ne parle pas de celle de 1720, n'était pas le choléra lui-même ? C'est une maladie, armée de pied en cap, et régnant dans le delta du Gange de tout temps. Ce sont les communications, quelles qu'elles soient, qui nous ont jeté en Europe ce fléau dévastateur.

La variole était-elle connue des anciens ? Ne nous a-t-elle pas été apportée par les communications avec les pays où régnait la petite vérole ? La fièvre jaune, inconnue avant Christophe-Colomb, n'est-elle pas venue, dernièrement encore, visiter la France, l'Espagne, le Portugal et l'Angleterre ?

Ce ne sont pas des raisons pour fermer toute communication avec les pays ravagés par ces maladies, mais leur historique n'est-il pas suffisant pour qu'on s'efforce d'opposer à leur invasion des barrières véritables ?

Si le choléra se propage par infection, quelle est la nature de ces molécules pestilentielles ? Je suis forcé d'avouer ma complète ignorance sur ce sujet. Mais les faits ne prouvent-ils pas l'existence, dans l'air ambiant des cholériques, de miasmes capables d'empoisonner de proche en proche les individus, d'infecter les objets en rapport avec les malades, les marchandises provenant de pays cholérisés.

L'existence d'atomes délétères est démontrée par les phénomènes toujours identiques, répétés à chaque pas, d'une contagion frappante.

Et à ceux qui me demanderont de leur prouver l'existence matérielle de ces miasmes par l'analyse chimique de l'air, je leur répondrai : Veuillez me démontrer à votre tour, autrement que par le raisonnement et par les effets produits sur les organes, l'existence des molécules odoriférantes. Je m'explique.

Si l'on place soit un morceau de musc ou de castoréum, soit des plantes vénéneuses, des solanées vireuses, telles que le tabac, la belladonne, le datura stramonium dans un appartement, il s'en dégage des odeurs propres à chacune de ces substances. L'air semble saturé de ces molécules odoriférantes. Prenez un volume de cet air, soumettez-le à une analyse chimique minutieuse : il sera impossible de découvrir chimiquement la présence des atomes provenant de ces parfums ou de ces plantes ; encore moins de préciser la nature spéciale de la substance qui exhale les odeurs perçues par l'odorat. Un chimiste distingué a placé dans un appartement un morceau de musc d'un poids déterminé. Dix ans après, on pèse le morceau de musc ; il n'avait pas perdu un dix-milligramme de son poids, et cependant il y avait une odeur intense telle dans l'appartement, que les papiers des murs la conservèrent très longtemps.

Serait-ce une raison pour nier l'existence de ces atomes insaisissables, qui, se dégageant des substances odoriférantes, vont frapper la muqueuse nasale et les nerfs olfactifs, en admettant bien entendu la théorie qui a cours dans la science ?

Doit-on, raisonnablement, nier l'existence d'une substance, parce qu'on ne peut la saisir matériellement ? On ne doit en accuser que l'imperfection de nos moyens d'investigation, ou quelle cause que l'on voudra ? Quand, demeurant exposé à l'odeur de la belladonne, du tabac, du datura pendant un certain laps de temps, j'éprouverai des symptômes d'intoxication, tels que vertiges, céphalalgie, éblouissements, dilatation des pupilles, phénomènes produits par l'absorption de ces solanées, ne suis-je pas autorisé à déclarer, comme axiôme, l'existence de molécules vénéneuses ? Ces molécules ont dû nécessairement se détacher de ces plantes, s'introduire dans les poumons, par la respiration, et manifester ainsi un commencement d'empoisonnement. Peu m'importe que la chimie ne puisse m'en découvrir la présence. Je subis les effets que produisent ces plantes, donc ces molécules toxiques existent.

Voici un phénomène trivial qui jettera une certaine clarté sur la possibilité de transmission du choléra par les marchandises, par les lettres écrites dans des maisons où sont des cholériques, par les effets provenant des mêmes lieux.

Laissez une lettre, un morceau de papier ou de linge dans un habit appartenant à un fumeur, dans un tiroir d'un meuble où est renfermé du tabac, une pipe ; reprenez ces objets et comptez pendant combien de jours ils conserveront l'odeur de cette solanée. Le fait est incontestable. Un chimiste, quelque savant qu'il soit, ne pourra jamais y découvrir la présence de molécules caractéristiques du tabac. Serait-ce une raison pour nier la contamination de ces objets ?

Il en est de même des miasmes cholériques. Toutes les analyses faites jusqu'à ce jour n'ont démontré qu'une chose : l'impuissance actuelle de nos moyens d'investigation. On n'a pas été plus heureux en décomposant les matières vomies ou rejetées par les selles. Ce n'est pas à dire pour cela qu'il en sera ainsi toujours. Un jour viendra peut-être qu'on découvrira cette cause cachée du fléau, la nature de ces miasmes cholériques. C'est l'espérance de tous. Ce n'est pas cependant ma conviction intime. A-t-on jamais découvert la nature spécifique des miasmes qui occasionnent les fièvres d'accès, dites paludéennes ? Cependant notre France présente dans plusieurs départements des pays infectés endémiquement par ces fièvres engendrées au milieu des marécages et sur les bords de certaines rivières. Incontestablement, il y a là des miasmes qui intoxiquent les gens qui les respirent.

Nie-t-on leur présence, malgré le défaut de démonstration chimique, quoique ils ne soient pas perçus par l'odorat.

Pour ma religion sur ce sujet, il reste établi, comme article de foi vive, que le choléra est produit par des miasmes émanés des cholériques et de leurs sécrétions, que ces miasmes peuvent être colportés par des lettres, des effets, des marchandises, mis en contact avec l'air ambiant des malades du choléra ; que ces miasmes propagent la maladie d'individu à individu par leur absorption dans les poumons.

Ce principe vénéneux, que les procédés chimiques n'ont point encore décélé, est constitué par des miasmes morbifiques qui, mêlés à l'air atmosphérique, respirés par les poumons, vont porter l'altération dans toute l'économie et notamment décomposent le sang. Par l'effet de cette décomposition produite par l'intoxication des poumons, il y a stase du sang dans les canaux périphériques. Ce ralentissement de la circulation gagne de proche en proche, se concentre vers le cœur, amène la cyanose, l'algidité, et bientôt la mort survient par asphyxie, surtout dans les cas foudroyants.

C'est ainsi qu'ont succombé, à Marseille, la plupart des cholériques. La diarrhée, les vomissements, les crampes, le refroidissement disparaissaient sous l'influence des médications énergiques rationnelles ; mais le malade, couvert de sueur, avec un pouls assez fort, succombait à l'oppression précordiale.

Si donc on admet avec moi que réellement le choléra se propage comme je l'ai indiqué, n'est-il pas de toute urgence de rechercher les moyens d'arrêter la marche du fléau, si toutefois il est au-dessus des forces humaines d'étouffer le Minautore dans son antre. Tel est l'objet des pages qui vont terminer mon travail.

Le Gange, qui recèle à ses embouchures le monstre hideux, est un fleuve d'Asie qui se jette dans le fond du golfe de Bengale. Avant de mêler ses eaux à la mer, il forme un immense delta, comme le Nil dans la Basse-Egypte. Ces deux deltas, limités par les branches les plus éloignées du fleuve et la mer, ont des ressemblances frappantes. Ils sont inondés périodiquement chaque année et pendant un certain temps presque mathématique. A partir de fin juillet jusqu'au 15 août, la partie inférieure du Bengale, comprise entre le Gange et le Brahmapoutre, est inondée sur une surface de trente lieues. A partir de fin août, l'inondation décroit insensiblement pour finir environ dans les derniers jours d'octobre. Que l'on se figure la quantité de débris organiques amoncelés aux embouchures du Gange, alors qu'il n'a plus qu'une pente insignifiante et une largeur démesurée. Des quantités innombrables de chacals, de vautours, de corbeaux et de marabous viennent fondre sur ces lieux. Ces rendez-vous de pareils animaux n'indiquent-ils pas assez la nature des aliments qui les attirent périodiquement?

Dans le périmètre de ces deux deltas règnent deux maladies endémiques et prenant parfois le caractère épidémique. Dans l'un, c'est le choléra ; dans l'autre, la peste.

C'est donc là qu'il faut aller juguler le mal.

Au moment où va se réunir une Commission internationale, universelle, appelée à étudier cette question sous l'égide des Gouvernements, à la sollicitation de celui de l'Empereur Napoléon III, toujours le premier, lorsqu'il s'agit de grandes et nobles entreprises ; au moment où les yeux des peuples terrifiés se portent vers l'étude de la marche du choléra, n'est-il pas du devoir de chacun d'indiquer le projet qui lui paraît digne d'être examiné.

L'endiguement du Gange, dans sa partie basse, de toutes ses branches formant le delta serait-il au-dessus des ressources de l'art et des finances des peuples civilisés? Empêcher ce fleuve d'inonder périodiquement ce plateau immense du Bengale, construire des barrières gigantesques capables de s'opposer à son débordement meurtrier, ne serait-ce pas mettre un terme à la formation de ces miasmes choléripares, engendrés par toutes les conséquences de l'inondation, notamment par la décomposition des matières organiques, soit animales, soit végétales qui jonchent le pays inondé. Déjà des digues ont été construites en plusieurs endroits de ce pays.

Les affluents de ce fleuve, les branches du Brahmapoutre, son voisin, exigeraient peut-être aussi un semblable encaissement. On pourrait en dire autant du Sind (ancien Indus), qui déborde aussi et inonde une partie du rivage du golfe d'Oman, où il va se jeter. Les bras nombreux du Gange, l'Houringotta, le Patma et autres branches principales de ce fleuve, méritent cependant d'attirer le plus l'attention de la Commission Internationale médicale. D'ailleurs, l'étude du projet que je propose jetterait une vive clarté sur la manière de l'exécuter et sur les rivières qu'il s'agirait d'endiguer.

Dans notre siècle, qui assiste à tant de travaux gigantesques, dans ce siècle où l'on rapproche les mers, où l'on jette sur les flancs et dans les entrailles des plus hautes montagnes des voies ferrées et des canaux, ne se trouvera-t-il pas un génie capable de flanquer de digues infranchissables les nombreuses branches du Gange et du Brahmapoutre. Quelle que soit la somme qu'une pareille entreprise éminemment humanitaire exigerait, l'Europe et tous les pays du monde, intéressés à cet immense travail, ne pourraient-ils pas la parfaire?

Les résultats obtenus dans les Bouches-du-Rhône, dans la Sologne et dans d'autres contrées, par le dessèchement des marais et l'endiguement des rivières ne sont-ils pas de solides garants de l'utilité d'une pareille entreprise. Si des villages ont été débarrassés des fièvres intermittentes simples et pernicieuses, par ces travaux d'assainissement, n'est-on pas en droit d'attendre d'immenses bienfaits de l'exécution d'un projet tendant à faire disparaître la cause des miasmes qui engendrent le choléra, comme on a détruit les miasmes paludéens qui donnent naissance aux fièvres d'accès.

Si ce projet était au-dessus des puissances humaines et des ressources financières des gouvernements ; s'il était au-dessus des choses possibles d'étouffer le mal dans son berceau, resterait alors à établir des précautions sanitaires capables d'arrêter le fléau dans sa marche de destruction.

Tout le monde est d'accord sur les causes d'importation du choléra ; nul n'ignore que les pélerins Indous partis des bords du Gange prennent la route de terre, et surtout, depuis quelques années, celle de mer, pour aller se réunir dans les villes de l'Arabie. Le choléra, apporté par les Hadjis des deux grands golfes de l'Hindoustan, se communique aux pélerins arrivés des autres contrées, et ceux-ci le colportent à leur tour dans les ports et les pays qu'ils traversent.

Ils portent avec eux les hardes des victimes du fléau. Serait-ce jeter l'alarme dans leurs croyances religieuses, dans leur fanatisme si on les empêchait d'emporter au milieu de leurs effets les dépouilles des morts ? Par cette prohibition, nullement attentatoire aux préceptes du Koran, on se débarrasserait déjà d'un mode d'infection.

Une fois le mouvement du départ accompli, les pélerins devraient être soumis à des quarantaines très sérieuses, longues en raison inverse du temps qu'ils ont mis à effectuer leur voyage de La Mecque, Médine, Djedda, à l'endroit où seraient exigées ces précautions sanitaires. Ces établissements, placés autour de l'Arabie, dans des îles ou dans des oasis situés sur les routes ou dans les mers fréquentées par eux, demanderaient des conditions de bonne hygiène, de salubrité, de bonne construction, d'aération convenable. Ces lazarets devraient être spacieux, immenses. Il serait d'autant plus facile de les construire à peu de frais que les pélerins se contentent de camper sous la tente ; il ne s'agirait que de les approvisionner de nourritures saines, d'eau potable, et de les entourer de soins médicaux assidus et vigilants.

Ces lazarets internationaux, réglementés par des commissions collectives d'intendance sanitaire n'excluraient en rien l'établissement de quarantaines dans chaque ville, dans chaque port fréquentés par les pélerins à leur retour du saint voyage. Chaque nation devrait d'autant plus prendre des précautions qu'elle est plus rapprochée de l'Arabie.

Je suis partisan des quarantaines longues, même en présence de patentes nettes. La Grèce a établi, en 1865, onze jours de quarantaine pour tous les arrivages des pays cholérisés, la Grèce a échappé jusqu'à ce jour à l'invasion du choléra. Messine, Naples, Rome et Civita-Vecchia, aux portes de pays infectés, ont pu échapper par mer aux coups du fléau. Par terre, ces villes pourraient être envahies, les communications par cette voie étant plus difficiles à réglementer.

Les pays, surtout ceux qui ont des ports de mer sur la Méditerranée, la Mer-Noire et les autres mers qui en dépendent, doivent aussi établir dans des îles spacieuses, voisines du rivage, ou à défaut sur la côte, en des endroits situés dans des conditions d'excellente hygiène et de bonne salubrité, des lazarets vastes et ouverts où les passagers purgeraient leur quarantaine. Quel que soit le bulletin de la traversée, les voyageurs, les marchandises, les dépêches, doivent être mis en suspicion et introduits en ville après avoir subi les mesures sanitaires.

Bientôt l'isthme de Suez va être ouverte au commerce et aux voyageurs ; les communications avec les pays où règne endémiquement le choléra seront plus directes. Les navires venant des

Indes arriveront tout d'un trait dans nos ports. C'est alors que les mesures sanitaires exigeront plus de minutieuses et continuelles précautions. Ne serait-il pas urgent, à partir de l'ouverture de ce canal maritime, de fixer à son entrée ou au fond de la Mer-Rouge un point où les vaisseaux feraient quarantaine toutes les fois qu'ils arriveraient des pays cholérisés.

Qu'on se pénètre bien de cette réflexion d'un auteur considérable : « Empêcher une épidémie grave de se développer, c'est rendre à l'humanité un service plus éminent que d'attendre qu'elle ait pris naissance pour la combattre, même lorsqu'on est sûr de le faire avec succès. » Que les médecins des établissements sanitaires, des Conseils de santé, du service médical des paquebots mûrissent bien cette pensée aussi sage qu'humaine !

Je le répète à dessein : un contrôle, quelque multiple qu'il soit, n'est jamais assez minutieux en pareille occurence.

En fondant des lazarets spacieux dans d'excellentes conditions d'hygiène, où des masses de voyageurs et des quantités de marchandises pourront être installées, aura-t-on encore à se préoccuper d'une trop grande agglomération d'individus ? Que l'on transforme les lazarets actuels en habitations convenables, aérées, ombragées, et le séjour en deviendra presque agréable.

En fin de compte, doit-on tant se tourmenter de la crainte de tracasser les voyageurs, de leur occasionner des retards, de mettre quelque entrave momentanée au commerce, lorsqu'on jette un regard sur les horribles conséquences d'une invasion de choléra, et sur les suites terribles que le commerce lui-même en éprouve ?

Quant à la question de la dépense occasionnée par l'établissement de ces lazarets confortables et vastes, ne serait-il pas possible d'en faire payer une part aux voyageurs eux-mêmes, qui trouveraient le confort, une bonne nourriture et presque les agréments de la villégiature ? Serait-ce trop exiger de soumettre à une redevance de tant par jour, en rapport avec l'occupation de tels ou tels appartements et en rapport avec le genre de nourriture, ces passagers suspects, auxquels nous ouvrons charitablement nos ports ?

Tels sont, à mon avis, les moyens capables d'arrêter la marche des épidémies de choléra. Ils ne sont pas nouveaux ; mais, par une meilleure installation, par une disposition plus étendue, on leur donnerait un certain cachet de nouveauté. Cette question des quarantaines et des lazarets mérite néanmoins d'être étudiée, non pas au point de vue de sa nécessité suffisamment démontrée par l'épidémie de 1865, mais au point de vue du meilleur mode d'installation.

Anéantir le choléra en transformant le delta du Gange et du Bas-Bengale reste toujours une question de vitalité humanitaire primordiale. Ce serait la plus belle page de l'histoire de notre siècle.

Que les gouvernements, les peuples, les hommes de génie, les savants étudient ce projet et s'efforcent de résoudre le problème.

Environ 500 ans avant Jésus-Christ, Cyrus, roi des Perses et des Mèdes, faisait diviser par ses soldats un fleuve voisin du Gange, le Gindes (Kara-Sou), assez mal avisé pour avoir failli le noyer dans ses eaux au moment où ce prince traversait avec son armée la rivière.

Pour éviter un nouvel accident, le Gindes fut réduit à la honte de se voir scinder en 360 petits ruisseaux qu'un enfant pouvait enjamber sans peine. Cette folie n'était dictée que par le caprice d'un souverain en colère. Quand il s'agit d'arracher à la mort des millions d'hommes ne vaut-il pas la peine de dompter d'immenses cours d'eau, de les forcer à ne plus sortir de leur lit et de les empêcher ainsi d'être une cause permanente de calamité publique.

J'ai cru remplir un devoir en émettant l'exposition d'un moyen véritablement utile. Puissent les nations prêter l'oreille à la grande voix de l'humanité, dont les accents plaintifs se sont élevés encore de toute part pendant cette nouvelle invasion de 1865. Dans son angoisse légitime, elle demande à grands cris des institutions sanitaires bien dirigées ; elle supplie les gouvernements de la débarrasser de ce fléau, qui l'afflige trop souvent. Qu'on accorde enfin satisfaction à ces justes réclamations.

Que chacun, dans son milieu, remplisse la tâche qui lui incombe. Puisque les faits prouvent péremptoirement la contagion par infection, que chacun porte sa pierre à ces travaux, capables d'anéantir le choléra ou de l'empêcher de se propager.

FIN.

Aix. — Imprimerie Nouvelle, A. Arnaud, rue des Chaudronniers, 1

www.ingramcontent.com/pod-product-compliance
Ingram Content Group UK Ltd.
Pitfield, Milton Keynes, MK11 3LW, UK
UKHW021129230726
13926UKWH00002B/697